FORSCHUNGSBERICHT DES LANDES NORDRHEIN-WESTFALEN

Nr. 2582/Fachgruppe Medizin/Biologie

Herausgegeben im Auftrage des Ministerpräsidenten Heinz Kühn
vom Minister für Wissenschaft und Forschung Johannes Rau

Albert Roessner
Martin Fleischer
Gerhard Kolde
Yuzo Uchida
Klaus Stahl

Hermann Themann
Norbert van Husen
Klaus-Peter Backwinkel
Werner Schlake
Ute Witting

Feinstrukturell-morphometrische
Untersuchungen mit dem manuell-optischen
Bildanalysensystem M. O. P. KM II
der Firma Kontron

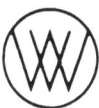

Westdeutscher Verlag 1976

Autorenverzeichnis

Dr. Albert Roessner *
Dr. Martin Fleischer
Gerhard Kolde
Dr. Yuzo Uchida **
Klaus Stahl
Prof. Dr. Hermann Themann

Lehrstuhl für Medizinische Cytobiologie
der Universität Münster
Leiter: Prof. Dr. Hermann Themann

Dr. Norbert van Husen
Dr. Klaus-Peter Backwinkel

Medizinische Klinik und Poliklinik
der Universität Münster
Direktor: Prof. Dr. Ulrich Gerlach

Dr. Werner Schlake

Pathologisches Institut der Universität Münster
Direktor: Prof. Dr. Ekkehard Grundmann

Dr. Ute Witting

Institut für Staublungenforschung und Arbeitsmedizin
der Universität Münster
Kommissarischer Direktor: Prof. Dr. Klaus Norpoth

---

* Dr. A. Roessner
  Pathol. Institut der Universität
  Westring 17
  D-4400 Münster

** Dozentenstipendiat der Alexander von Humboldt-Stiftung

© 1976 by Westdeutscher Verlag GmbH Opladen
Gesamtherstellung: Westdeutscher Verlag

ISBN 978-3-531-02582-7   ISBN 978-3-322-87835-9 (eBook)
DOI 10.1007/978-3-322-87835-9

Inhalt

1.	Einleitung	1
1.1.	Quantitative Bildanalyse in der Elektronenmikroskopie	2
1.2.	Morphometrische Methoden	3
1.3.	Aufbau des Auswertungssystems	6
2.	Methoden	7
3.	Anwendungsbeispiele	1o
3.1.	Tierexperimentelles Material	1o
3.1.1.	Vergleichende feinstrukturell-morphometrische und biochemische Befunde an der Rattenleber nach Gallengangsligatur	1o
3.1.2.	Ein Einfluß von Praseodymnitrat auf die quantitative Cytoarchitektur der Rattenleberzelle	12
3.1.3.	Der Effekt von Clofibrat auf die Rattenleber. Vergleichende feinstrukturell-morphometrische und biochemische Befunde	13
3.1.4.	Der Effekt von N-methyl-N'-nitro-N-nitrosoguanidin auf die Rattenleber	17
3.1.5.	Die quantitative Cytoarchitektur der Rattenleber nach Bleiintoxikation	2o
3.2.	Menschliches Biopsiematerial	22
3.2.1.	Morphometrische Basiswerte der normalen menschlichen Leber	22
3.2.2.	Die quantitative Cytoarchitektur der menschlichen Leberzelle bei chronisch aggressiver Hepatitis	26
3.2.3.	Morphometrische Befunde am normalen menschlichen Herzmuskel	29
3.3.	Quantitativ-feinstrukturelle Befunde an experimentell erzeugten Tumoren im Drüsenmagen der Ratte	32
4.	Schlußbetrachtung	35
5.	Literatur	37
6.	Abbildungen	43

1. Einleitung

Seit Einführung manueller quantitativer Bildanalyseverfahren in der elektronenmikroskopischen Auswertung von biologischem Material durch Loud (1962) und Weibel (1963, 1966, 1969) sind mit dieser Methode zunehmend gute Untersuchungsergebnisse erzielt worden. Die Quantifizierung von elektronenmikroskopischen Befunden scheint besonders sinnvoll, weil pathologische Veränderungen von biologischem Material insbesondere im feinstrukturellen Bereich häufig mehr quantitiver als qualitativer Natur sind. Als besonders geeignete Untersuchungsobjekte kommen Gewebesysteme in Frage, die nicht isotrop aufgebaut sind. Da dies bei der Leber der Fall ist, wurden die meisten feinstrukturell-morphometrischen Studien im Bereich der experimentellen Hepatologie durchgeführt. Vor allem von Rohr und Mitarb. (1974) wurden Veränderungen der quantitativen Cytoarchitektur der Rattenleber unter zahlreichen experimentellen Bedingungen exakt beschrieben. Zu guten Ergebnissen führen Korrelationen zwischen quantitativen morphologischen Befunden und korrespondierenden biochemischen Untersuchungen an experimentell geschädigten Lebern, da die quantitive Erfassung morphologischer Alterationen eine exakte statistisch gesicherte Korrelation mit den korrespondierenden biochemischen Daten ermöglicht. Neben Untersuchungen an der Leber sind feinstrukturell-morphometrische Untersuchungen vor allem an der Lunge (Weibel, 1963) und auch am Herzmuskel (Reith und Fuchs, 1973) durchgeführt worden.

1.1. Quantitative Bildanalyse in der Elektronenmikroskopie

Die quantitative Bildanalyse ist methodisch ein so zeitaufwendiges Verfahren, daß es ohne technische Hilfsmittel kaum möglich erscheint, repräsentative Stichproben zu untersuchen. Es gibt zwar verschiedene automatische Systeme, die zur quantitativen Auswertung von Bildern dienen können, der Einsatz von automatischen Systemen ist aus grundlegenden methodischen Erwägungen speziell in der Elektronenmikroskopie bislang jedoch noch begrenzt. In der letzten Zeit allerdings sind Bildanalysegeräte entwickelt worden, bei denen die automatische Auswertung mit manuellen Eingriffen des Untersuchers gekoppelt werden kann. Diese Anlagen sind zwar sehr entwicklungsfähig, sie haben jedoch den Nachteil, daß sie sehr kostspielig sind. Aus diesem Grunde haben wir unsere feinstrukturell-quantitativen Untersuchungen an biologischen Objekten mit einfachen Zählmethoden durchgeführt, wie sie in der Mineralogie seit langem Anwendung finden (Delesse, 1847; Glagoleff, 1933; Hilliard, 1962).

1.2. Morphometrische Methoden

Diese aus der Mineralogie bekannten Zählmethoden wurden in erster Linie von Weibel und Mitarb. (1963) in die elektronenmikroskopische Analyse von biologischen Objekten eingeführt. Da unsere Untersuchungen nach den von Weibel und Mitarb. (1966) angegebenen Methoden durchgeführt wurden, werden diese im folgenden kurz dargestellt.

Es können von den in einem Einheitsvolumen befindlichen zu untersuchenden Strukturen drei Parameter ermittelt werden: 1. das Volumen der Struktur, 2. die Oberfläche der Struktur und 3. die Anzahl der jeweiligen Strukturen pro Einheitsvolumen.

a) Analyse des Volumens

Nach Delesse (1847) kann das Volumen eines Partikels aus der Fläche von zufällig orientierten Anschnitten berechnet werden, die durch diese betreffende Struktur gelegt sind. Rosiwal (1898) hat darauf hingewiesen, daß die Fläche der Anschnitte auch ermittelt werden kann, indem eine parallele Linienschar über die Anschnittfläche gelegt wird, und die Länge dieser Linien ermittelt wird. In weiterer Vereinfachung dieses Prinzips schließlich hat Glagoleff (1933) gefunden, daß die Fläche auch berechnet werden kann, indem ein Punktgitter auf die Anschnittsfläche projiziert wird und die Punkte, die sich auf dem Anschnitt der jeweiligen Struktur befinden, summiert werden. Danach läßt sich also durch einen einfachen Zählvorgang von Punkten die Volumenaufteilung eines bestimmten Struktursystems ermitteln. In der von Weibel angegebenen Methode wird zur Ermittlung von Volumenverhältnissen in biologischen Objekten das Prinzip von Glagoleff (1933) angewendet, wobei die Voraussetzung gilt, daß die Strukturen in dem zu untersuchenden Objekt zufällig verteilt sind.

b) Bestimmung der Oberflächendichte

Zur Ermittlung der Gesamtoberfläche einer Struktur in einem bestimmten Volumen wird auf die Anschnitte dieser Struktur eine parallele Linienschar projiziert. Die Schnittpunkte dieser Linien mit den betreffenden Oberflächen können gezählt werden und als Maß der Oberflächendichte dienen.
Für die Umrechnung der gezählten Schnittpunkte in die absolute Oberfläche der bestimmten Struktur wurde von Henning (1956) folgende Formel angegeben:

$$S_{Vi} = \frac{2N_i}{L_T}$$

Dabei ist S_{Vi} die Gesamtoberfläche der bestimmten Struktur, N_i die Anzahl der Schnittpunkte mit der parallelen Linienschar und L_T die Gesamtlänge der projizierten Linien.

c) Abschätzen der Anzahldichte

Die Feststellung der Anzahldichte von Partikeln in einem bestimmten Volumen stellt in der Stereologie ein schwieriges Problem dar, das nur annähernd gelöst werden kann. Es gibt verschiedene Methoden, mit denen durch Ermitteln der Anschnittdichten einer bestimmten Struktur pro Anschnitt Rückschlüsse auf die Anzahldichte dieser Struktur pro Einheitsvolumen gezogen werden können (Literatur siehe Hennig, 1956). Bei unseren Untersuchungen wurde zur Bestimmung der Anzahldichten nach der von Weibel und Gomez (1962) angegebenen Methode verfahren. Danach läßt sich die Anzahldichte einer bestimmten Struktur pro Einheitsvolumen folgendermaßen berechnen:

$$N_{Vi} = \frac{1}{\beta_1} \frac{N_{Ai}^{2/3}}{V_{Vi}^{1/2}} \cdot K$$

Dabei ist ß ein Formfaktor, der je nach der Form der zu untersuchenden Struktur einen anderen Wert annimmt. Der Wert dieses

Koeffizienten kann nach der von Weibel und Gomez (1962) angegebenen Methode ersehen werden. N_{Ai} ist die Anzahl der Anschnitte der bestimmten Struktur und V_{Vi} ist der Volumenanteil der Struktur pro Einheitsvolumen. Bei K handelt es sich um einen Koeffizienten, der von der Größenverteilung der jeweiligen Struktur abhängig ist. Bei einer Normalverteilung beträgt der Wert dieses Koeffizienten K 1,o7.

1.3. Aufbau des Auswertungssystems

Um das nach den oben angegebenen Formeln erforderliche Auswerten der Testflächen durch Zählen von Punkten und Strukturanschnitten ökonomisch zu gestalten, sind verschiedene Systeme entwickelt worden. Weibel und Mitarb. haben bereits 1969 eine Anlage benutzt, bei der die ermittelten Punktzahlen automatisch auf Lochkarten gedruckt wurden und im Rechenzentrum weiterverarbeitet werden konnten. Seit programmierbare Tischrechner zur Verfügung stehen, ergibt sich die Möglichkeit, die Auswertung der Rohwerte direkt am Ort der Experimente vorzunehmen. Dieses Verfahren ist deshalb vorteilhafter, weil dabei die Ergebnisse unmittelbar kontrolliert werden können. Außerdem wurde in der letzten Zeit von der Firma Kontron in Zusammenarbeit mit Rohr (1974) ein Zählgerät entwickelt, das das Zählverfahren nach den angegebenen Methoden erheblich ökonomisiert.

Das von uns benutzte Auswertungssystem baut sich aus einem Projektionsgerät, dem Zählgerät M.O.P. KM II der Firma Kontron und dem programmierbaren Tischrechner P 652 der Firma Olivetti mit angeschlossener Schreibmaschine auf. Das Projektionsgerät dient zur Einbringung der elektronenmikroskopischen Bilder und der lichtmikroskopischen Präparate in das Auswertungssystem. Dabei werden die elektronenmikroskopischen Bilder mit einem von Weibel entwickelten System vergrößert, und es wird ein geeignetes Punktgitter für die Zählapparatur über das Foto gelegt. Die lichtmikroskopischen Präparate können direkt am Mikroskop ausgewertet werden, indem die entsprechenden Punktgitter der Zählapparatur mittels eines Zeichentubus in das Mikroskop eingespiegelt werden. Die mit dem Zählgerät ermittelten Daten werden im "on-line"-Verfahren in den Tischrechner übertragen. Dort erfolgt nach den angegebenen stereologischen Formeln die Umrechnung der Rohwerte in dreidimensionale Verhältnisse. Außerdem werden im Tischrechner die notwendigen statistischen Berechnungen der Ergebnisse durchgeführt.

2. Untersuchungsmethoden

Die von uns vorgenommenen feinstrukturell-morphometrischen Untersuchungen wurden vornehmlich an Leberpräparaten durchgeführt. Zum einen handelte es sich dabei um experimentell gewonnenes Material, zumeist Rattenlebern, zum anderen wurde jedoch auch menschliches Material, das mittels Menghinipunktion gewonnen wurde, analysiert. Da für die einzelnen Anwendungsbeispiele die methodische Ausarbeitung zumeist in gleicher Weise erfolgte, sei hier kurz die Untersuchungsmethode zusammenfassend dargestellt.

Das experimentell oder klinisch gewonnene Lebergewebe wurde sofort nach der Entnahme in 1,5%igem Glutaraldehyd in 0,114 M S-Collidinpuffer für die Dauer von 2 Stunden bei 4°C fixiert, anschließend für 24 Stunden in demselben Puffer ausgewaschen, in 1,33%iger Osmiumsäure nachfixiert, in der aufsteigenden Alkoholreihe entwässert und in Epon 812 eingebettet.

Von jedem Leberpräparat wurden mindestens 10 Gewebeproben in Eponblöckchen eingebettet. Von den so erhaltenen 10 Gewebeeinbettungen wurden je 6 Blöckchen nach Zufallskriterien ausgewählt. Von diesen wurden mit einem Porter-Blum-Mikrotom Ultradünnschnitte sowie Semidünnschnitte hergestellt. Die Schnittdicke wurde so konstant wie möglich gehalten und betrug für die Ultradünnschnitte ca. 400 Å und für die Semidünnschnitte ca. 1 µm. Die Ultradünnschnitte wurden auf Kupfernetzen aufgefangen und mit Uranylacetat und Bleicitrat nachkontrastiert. Auf die Verwendung von Trägerfolien konnte verzichtet werden, da die statistischen Aufnahmen jeweils in den Ecken der Trägernetze angefertigt wurden und somit ein etwaiger Fehler durch ein mögliches Durchhängen der Schnitte und daraus resultierend eine Veränderung der Höhe in der Objektebene vernachlässigt werden konnte. Die Semidünnschnitte für die lichtmikroskopischen Untersuchungen wurden mit Toluidinblau angefärbt.

Zur morphometrischen Analyse wurden die Semidünnschnitte direkt im Lichtmikroskop bei 1.ooofacher Vergrößerung untersucht. Die Testfläche auf dieser Vergrößerungsstufe betrug 28.5oo µm². Im einzelnen wurden das Volumen der Sinusoide und der Disse'schen Räume, sowie das Volumen der Parenchymzellen und das Volumen der Parenchymzellkerne ermittelt. Zusätzlich wurde bei dieser Vergrößerungsstufe die Anzahl der Parenchymzellkerne bestimmt. Es wurden pro Block 8 Bilder, pro Präparat also 48 Bilder ausgewertet.

Die quantitative Auswertung der Zellorganellen erfolgte in zwei Vergrößerungsstufen an elektronenmikroskopischen Bildern. Bei den Rattenlebern wurden pro Gewebeblock auf jeder der beiden Vergrößerungsstufen 5 Bilder angefertigt, also 3o Bilder pro Präparat und Vergrößerungsstufe, bei den menschlichen Lebern wurden wegen möglicher größerer Streuungen pro Block 7 Bilder angefertigt, also 42 Bilder pro Präparat und Vergrößerungsstufe.

Bei der Anfertigung der elektronenmikroskopischen Aufnahmen stellte das Konstanthalten der Vergrößerung ein besonderes Problem dar. Um durch die physikalische Erscheinung der Hysteresis bedingte Einflüsse auszuschalten, wurde der Objektivstrom jeweils nach Einschleusen des Präparates langsam auf das Maximum eingestellt, dann langsam und kontinuierlich auf das gewünschte Vergrößerungsniveau vermindert und während der ganzen Untersuchung nicht mehr verändert. Die Konstanz der Vergrößerungen wurde ständig mit Hilfe einer Kohlenstoffreplika kontrolliert. Durch die besonderen Maßnahmen beim Einstellen des Objektivstromes waren die Vergrößerungsschwankungen im allgemeinen geringer als 2 %. Die Bilder wurden mit einem Philips EM 3o1, das mit einer 35 mm Kamera ausgerüstet war, gewonnen. Die Filme wurden auf einem Lichtkasten umkopiert, zur Projektion der Kontakte diente ein Projektionsgerät nach Weibel und Mitarb. (1966).

Die Testfläche bei 25.000facher Vergrößerung betrug 106 μm^2. Bei dieser Vergrößerungsstufe wurde das Volumen der Zellkerne, das Volumen und die Anzahl der Mitochondrien, das Volumen und die Anzahl der Microbodies sowie das Volumen der Lysosomen und das Volumen der Fetteinschlüsse bestimmt. Zusätzlich wurden das Volumen und die Oberfläche der Gallenkapillaren sowie die Anzahl der Gallenkapillarenanschnitte pro Testfläche ermittelt.

Die 80.000fache Vergrößerung entsprach einer Testfläche von 11,4 μm^2. Hier wurden die Oberfläche des rauhen und des glatten endoplasmatischen Retikulums, das Volumen und die Oberfläche der Mitochondrien sowie die Oberfläche der Cristae mitochondriales ermittelt. Die Auswertung der Bilder erfolgte mit dem bereits beschriebenen Bildanalysesystem M.O.P. KM II der Firma Kontron. Die mit dem M.O.P. KM II gewonnenen morphometrischen Rohparameter wurden im "on-line" Verfahren in den Tischrechner P 652 der Firma Olivetti übertragen. In dem Komputer erfolgte mit einem von Rohr (1974) entwickelten Morphometrieprogramm die Umrechnung der Rohdaten in morphometrische Parameter sowie zur statistischen Auswertung der Ergebnisse die Bestimmung des Mittelwerts, der Standardabweichung und des Standardfehlers.[*] Zur Feststellung signifikanter Unterschiede diente der t-Test nach Student. Die für die menschlichen Lebern ermittelten Daten wurden zusätzlich auf Lochkarten aufgebracht, so konnten am Rechenzentrum der Universität Münster mit diesen Werten auch weitergehende statistische Analysen durchgeführt werden, die die Möglichkeiten eines Tischrechners übersteigen.

---

[*] Herrn Prof. Rohr und Herrn Dr. M. Keller möchten wir für die Überlassung dieses Programms an dieser Stelle danken.

3. Anwendungsbeispiele

Im folgenden werden einige Beispiele quantitativ-feinstruktureller Untersuchungen von Lebergewebe gegeben. Es handelt sich dabei um Fragestellungen, die uns für eine Untersuchung mit dem quantitativen Analysesystem besonders sinnvoll erscheinen.

3.1. Tierexperimentelles Material

3.1.1. Vergleichende feinstrukturell-morphometrische und biochemische Befunde an der Rattenleber nach Gallengangsligatur

Die Feinstruktur der Rattenleber bei experimenteller extrahepatischer Cholestase ist aus zahlreichen Untersuchungen bekannt. Dabei fiel jeweils eine deutliche Vermehrung der Membranen des glatten endoplasmatischen Retikulums in den Hepatocyten auf (Schaffner et al., 1971). Als biochemische Parallele zu diesen morphologischen Veränderungen ist eine Verminderung des Gehaltes der Mikrosomenfraktion an Cytochrom P-450 bekannt. Serochemisch wurde bei Cholestase neben einer Aktivitätserhöhung sogenannter cholestaseanzeigender Enzyme nicht selten auch eine Vermehrung der mitochondrialen Glutamatdehydrogenase (GLDH) im Serum beobachtet. Um nun die biochemischen und serochemischen Befunde bei experimenteller Gallengangsligatur mit den morphologischen Befunden an den Hepatocyten zu korrelieren, haben wir nach der oben angegebenen Methode die Veränderungen an der Rattenleber nach Gallengangsligatur feinstrukturell-morphometrisch ermittelt. Dabei wurden jeweils nach 1, 3, und 7 Tagen Tiere untersucht (Roessner et al., 1976).

Die auffälligsten Alterationen können am glatten endoplasmatischen Retikulum festgestellt werden. Die Vermehrung des glatten endoplasmatischen Retikulums besonders in der Anfangsphase nach experimenteller Gallengangsligatur ist auch aus qualitativen elektronenmikroskopischen Untersuchungen bekannt. Diese Befunde werden durch die morphometrische Auswertung bestätigt und statistisch gesichert. Das glatte endoplasmatische Retikulum weist bei den Kontrollen eine Oberfläche von 1,837 m²/cm³ Hepatocyten auf. Die Oberfläche ist nach einem Tag auf 2,817 m²/cm³ gestiegen ($p < 0,005$). Nach 7 Tagen bleibt sie auf diesem Niveau.

Bei der Vermessung des rauhen endoplasmatischen Retikulums kann ebenfalls eine Steigerung der Oberfläche in der Anfangsphase nach Gallengangsligatur ermittelt werden. Das rauhe endoplasmatische Retikulum steigt von 2,054 m²/cm³ (Kontrollwert) auf 3,632 m²/cm³ nach einem Tag ($p < 0,001$). Anschließend fällt es nach 3 Tagen wieder auf 2,722 m²/cm³ ab, und nach 7 Tagen erreicht es ein Niveau von 2,425 m²/cm³. Besonders auffallend ist, daß parallel zu dieser Vermehrung der Membranen des endoplasmatischen Retikulums der Gehalt der Mikrosomenfraktion an Cytochrom P-450 deutlich zurückgeht.

Als weiteres bemerkenswertes Ergebnis muß auf das Verhalten des Mitochondrienvolumens hingewiesen werden. Das Volumen der Mitochondrien nach Gallengangsligatur ist besonders in der Initialphase deutlich erhöht. Der Kontrollwert beträgt 0,155 cm³/cm³ Hepatocyten. Nach einem Tag ist das Mitochondrienvolumen auf 0,219 cm³/cm³ Hepatocyten gestiegen ($p < 0,001$). Nach 3 und nach 7 Tagen sinkt das Mitochondrienvolumen dann wieder auf den Ausgangswert ab. Diese Veränderung korrespondiert besonders auffällig mit dem Verhalten der Glutamatdehydrogenase im Serum. Die Aktivität der Glutamatdehydrogenase ist nach einem Tag besonders stark erhöht und sinkt dann im weiteren Verlauf des Experimentes wieder bis auf den Normbereich ab.

Unsere quantitativen Untersuchungen haben demnach die Beobachtung, daß bei der experimentellen Cholestase der Gehalt der Leberzellen an den Membranen des endoplasmatischen

Retikulums zunimmt, statistisch gesichert bestätigt. Als
besonders bemerkenswert muß außerdem das korrespondierende
Verhalten des Mitochondrienvolumens und der Aktivität der
GLDH im Serum herausgestellt werden. Bislang wurde angenommen, daß der Austritt von GLDH im Serum immer dann erfolgt, wenn Mitochondrien zerstört sind. Die hier erhobenen
Befunde deuten jedoch auf die Möglichkeit hin, daß bereits
ein Schwellungsprozeß der Mitochondrien mit einem Austritt
des streng intramitochondrial lokalisierten Enzyms GLDH
einhergehen kann.

3.1.2. Der Einfluß von Praseodymnitrat auf die quantitative
Cytoarchitektur der Rattenleberzelle

Es ist seit langem bekannt, daß die Salze der seltenen Erden
eine erhebliche hepatotoxische Wirkung haben (Magnusson,
1963). Da die dabei auftretenden Verhänderungen an den Hepatocyten zum großen Teil quantitativer Natur sind, scheint
die feinstrukturell-morphometrische Auswertung besonders geeignet, um den Schädigungsmechanismus dieser Substanzen zu
untersuchen. Es wurde einem Kollektiv von Wistarratten
Praseodym in physiologischer Kochsalzlösung in einer Dosis
von 1o mg/kg Körpergewicht intravenös appliziert. Nach 78
Stunden und 168 Stunden wurde Lebergewebe zur elektronenmikroskopischen Untersuchung aufgearbeitet und morphometrisch
ausgewertet (Roessner et al., 1976).

Dabei kann festgestellt werden, daß die Oberfläche der
Cristae mitochondriales im Verlaufe der Schädigung von
2,380 m^2/cm^3 auf 1,396 m^2/cm^3 Hepatocyten abnimmt. An der
äußeren Oberfläche der Mitochondrien kann dagegen keine Ver-
änderug beobachtet werden. Besonders auffällig
ist das Verhalten der Membranen des endoplasmatischen

Retikulums. Nach 78 Stunden sind sowohl das rauhe als auch
das glatte endoplasmatische Retikulum deutlich vermehrt,
wohingegen nach 168 Stunden die Vermehrung der Membranen
wieder zurückgegangen ist und den Ausgangswert erreicht
hat. Diese Befunde korrespondieren gut mit qualitativen elektronenmikroskopischen Beobachtungen, bei denen nach 78
Stunden ein deutlich vermehrtes Auftreten von konzentrisch
gelagerten Membrankomplexen in den Leberzellen beobachtet
werden kann. Diese Komplexe sind 168 Stunden nach Applikation
von Praseodymnitrat wieder verschwunden. Da aus biochemischen
Untersuchungen bekannt ist, daß die seltenen Erden einen
hemmenden Einfluß auf die Aktivität der mikrosomalen Enzyme
haben, kann angenommen werden, daß es sich bei der Vermehrung der glatten Membran um eine hyperplastische, hypoaktive Form des glatten endoplasmatischen Retikulums handeln
dürfte.

3.1.3. Der Effekt von Clofibrat auf die Rattenleber. Vergleichende feinstrukturell-morphometrische und biochemische Befunde

Clofibrat ist ein gebräuchliches Mittel, um den Triglycerid-
und Cholesterinspiegel im Serum zu senken (Thorp und Waring,
1962; Azarnoff et al., 1965). Bei verschiedenen Labortieren
führte die Applikation von Clofibrat zu Veränderungen der
Struktur und des Stoffwechsels der Leber. Ratten entwickelten
nach mehrtägiger Verabreichung von Clofibrat eine deutliche
Hepatomegalie (Best und Duncan, 1964; Hruban et al., 1974),
die mit einer Zunahme des Hepatocytenvolumens verbunden ist
(Paget, 1963). Im feinstrukturellen Bereich wurden eine
exzessive Vermehrung der Microbodies sowie Alterationen am
endoplasmatischen Retikulum beschrieben (Svoboda und Azarnoff,
1966; Hruban et al., 1974). Im Vordergrund der biochemischen

Veränderungen stand ein deutlicher Anstieg der Aktivität
von Katalase, einem Enzym, das intrazellulär vorwiegend in
den Microbodies lokalisiert ist (DeDuve und Baudhuin, 1966;
Reddy et al., 1971). Ziel der vorliegenden Untersuchung
ist es, die Alterationen der Leberparenchymzellen nach Applikation von Clofibrat feinstrukturell-morphometrisch zu erfassen und mit biochemischen Ergebnissen in Beziehung zu
setzen, wobei besonders die Korrelation zwischen den morphometrischen Alterationen der Microbodies und der Katalaseaktivität der Leberhomogenate untersucht wird.

Für die Experimente wurden männliche Wistarratten mit einem
durchschnittlichen Gewicht von 2oo g verwendet. Clofibrat
(CPIB, Chlorophenoxyisobutyrat; bezogen von ICI-Pharam,
69 Heidelberg, BRD) wurde in einer Konzentration von o,5 %
mit Altromin Standarddiät vermischt und an die Versuchstiere ad libitum verfüttert. Die Versuchstiere wurden in
zwei Gruppen aufgeteilt. In der ersten Gruppe erhielten
4 Tiere Clofibrat über einen Zeitraum von 8 Tagen, in der
zweiten Gruppe erhielten 4 Tiere Clofibrat über einen Zeitraum von 21 Tagen. Als Kontrollgruppe dienten jeweils 4
Tiere, denen Altromin Standarddiät ohne Zusatz von Clofibrat
über 8 Tage bzw. über 21 Tage verfüttert wurde. 12 Stunden
vor der Tötung wurde den Ratten das Futter entzogen. Die
Tiere wurden durch zervikale Dislokation getötet.

Außer den in Material und Methode aufgeführten Primärparametern werden folgende, daraus errechnete Sekundärparameter
zur Erfassung der Alterationen der Leberparenchymzellen
herangezogen: mittleres Einzelzellvolumen der Hepatocyten,
mittleres Einzelvolumen der Microbodies, mittleres Einzelvolumen der Mitochondrien und mittlere Cristaeoberfläche
pro Mitochondrium.

Das Volumen der Hepatocyten nimmt von o,835 ml/ml Leberparenchym bei den Kontrolltieren auf o,876 ml/ml Leberparenchym nach 8tägiger Applikation von Clofibrat zu
($p < 0,0005$). Eine weitere Zunahme des Volumens der Hepato-

cyten ist nach 21tägiger Gabe mit 0,877 ml/ml Leberparenchym
nicht zu verzeichnen (p < 0,0025). Volumen und Anzahl der
Zellkerne nehmen unter der Behandlung mit Clofibrat kontinuierlich ab. Dieser Befund ist statistisch signifikant nicht
zu sichern. Das mittlere Einzelzellvolumen der Hepatocyten
steigt von 7596 µm³ bei den Kontrolltieren auf 8873 µm³ nach
8tägiger Applikation und schließlich auf 10490 µm³ nach
21tägiger Applikation von Clofibrat (Abb. 1). Diese Ergebnisse zeigen deutlich die durch Clofibrat induzierte Volumenzunahme der einzelnen Hepatocyten.

Die Volumendichte der Mitochondrien verändert sich unter der
Behandlung mit Clofibrat nicht. Dagegen steigt die Anzahl
der Mitochondrien nach 8tägiger Applikation auf 170×10^9
pro ml Hepatocyten gegenüber dem Kontrollwert von 151×10^9
pro ml Hepatocyten. Nach 21 Tagen sinkt die Anzahl der
Mitochondrien auf 98×10^9 pro ml Hepatocyten ab (p < 0,0005).
Die Oberfläche der äußeren Mitochondrienmembran beträgt bei
der Kontrollgruppe 1,753 m²/cm³ und nach 8tägiger Applikation
von Clofibrat 1,777 m²/cm³. Nach 21 Tagen sinkt die Oberfläche der äußeren Mitochondrienmembran auf 1,407 m²/cm³ ab.
Die Oberfläche der Cristae mitochondriales ändert sich unter
der Behandlung nicht. Das mittlere Einzelvolumen der Mitochondrien beträgt demnach nach 8tägiger Gabe 1,083 µm³ gegenüber dem Kontrollwert von 1,182 µm³. Nach 21 Tagen steigt das
Einzelvolumen der Mitochondrien auf 1,830 µm³ an. Die Cristaeoberfläche pro Mitochondrium ändert sich nach 8tägiger Behandlung mit 13,094 µm² kaum gegenüber dem Kontrollwert von
14,065 µm². Nach 21tägiger Applikation von Clofibrat steigt
die Cristaeoberfläche pro Mitochondrium auf 22,068 µm². Bei
dem signifikanten Abfall der Anzahl der Mitochondrien bei
gleichbleibender Volumendichte nach 21tägiger Applikation
von Clofibrat und der daraus resultierenden Volumenzunahme
des einzelnen Mitochondriums handelt es sich nicht um einen
Schwellungsprozeß der Mitochondrien, da die Cristaeoberfläche
pro Mitochondrium entsprechend ansteigt.

Besonders auffällig ist das Verhalten der Microbodies nach
Applikation von Clofibrat. Die Volumendichte der Microbodies
steigt von 0,009 ml/ml Leberparenchym bei der Kontrollgruppe auf 0,076 ml/ml Leberparenchym nach 8tägiger Verabreichung von Clofibrat ($p < 0,0005$). Eine weitere, auch gegen-
über der 8tägigen Behandlung statistisch signifikante ($p < 0,025$) Zunahme der Volumendichte auf 0,098 ml/ml Leberparenchym ist nach 21 Tagen zu erkennen ($p < 0,0005$). Die Anzahl
der Microbodies beträgt bei den Kontrollen 53×10^9 pro ml
Hepatocyten. Nach 8tägiger Applikation steigt die Anzahl der
Micorobodies auf 145×10^9 pro ml Hepatocyten an ($p < 0,0005$).
Ein weiterer, auch gegenüber der 8tägigen Behandlung statistisch signifikanter ($p < 0,01$) Anstieg der Anzahl auf
214×10^9 pro ml Hepatocyten ist nach 21 Tagen zu verzeichnen ($p < 0,0005$). Hieraus ergibt sich ein Anstieg des mittleren
Einzelvolumens der Microbodies von 0,179 μm^3 bei den Kontrollen auf 0,529 μm^3 nach 8tägiger Behandlung. Nach 21
Tagen sinkt das mittlere Einzelvolumen der Microbodies
wieder leicht ab, liegt aber mit 0,461 μm^3 noch erheblich
über dem Kontrollwert (Abb. 2).

Die Katalaseaktivität der Leberhomogenate nimmt von 5700
Units/g Lebergewebe bei der Kontrollgruppe auf 10600 Units/
g Lebergewebe nach 8tägiger Applikation von Clofibrat zu
($p < 0,0005$). Eine weitere Zunahme der Katalaseaktivität
ist nach 21tägiger Gabe nicht zu verzeichnen.

Der Vergleich der morphometrischen und biochemischen Befunde
zeigt, daß die Katalaseaktivität pro Volumeneinheit Microbodies unter der Behandlung von Clofibrat kontinuierlich abnimmt. Die Unterschiede zwischen den beiden Versuchsgruppen
rühren daher, daß sich die Katalaseaktivität nach 8tägiger
Applikation bereits auf einem neuen steady-state befindet,
während die Proliferation der Microbodies noch nicht abge-
schlossen ist. Da die morphometrisch faßbare Zunahme der
Microbodies die Aktivitätszunahme der Katalase bei weitem

übersteigt, ist anzunehmen, daß sich die Enzymzusammensetzung
pro Volumeneinheit Microbodies nach Applikation von Clofibrat
ändert.

Die Volumendichte der Lysosomen weist nach Applikation von
Clofibrat keine Änderungen auf. Volumen, Anzahl und Oberfläche der Gallenkapillaren nehmen unter der Behandlung mit
Clofibrat leicht ab. Dieser Befund ist statistisch nicht
signifikant.

Besonders starke Veränderungen zeigen sich am rauhen und
glatten endoplasmatischen Retikulum. Die Oberfläche des
rauhen endoplasmatischen Retikulums beträgt bei den Kontrolltieren $1,866$ m^2/cm^3. Nach 8tägiger Applikation von Clofibrat sinkt die Oberfläche des rauhen endoplasmatischen Retikulums auf $0,944$ m^2/cm^3 ab ($p < 0,0005$), während sie nach
21 Tagen wieder leicht ansteigt, aber mit $1,186$ m^2/cm^3 noch
erheblich unter dem Kontrollwert liegt ($p < 0,0005$). Die Oberfläche des glatten endoplasmatischen Retikulums nimmt von
$1,826$ m^2/cm^3 bei den Kontrollen auf $2,559$ m^2/cm^3 nach 8tägiger
Behandlung zu ($p < 0,0005$). Nach 21tägiger Gabe beträgt die
Oberfläche des glatten endoplasmatischen Retikulums schließlich
$2,270$ m^2/cm^3 ($p < 0,025$).

3.1.4. Der Effekt von N-methyl-N'-nitro-N-nitrosoguanidin auf die Rattenleber

Mandell und Greenberg (1960) beschrieben erstmals die mutagenen
Eigenschaften von N-methyl-N'-nitro-N-nitrosoguanidin. Seitdem ist MNNG in der experimentellen Krebsforschung als starkes
Mutagen bekannt, welches dazu benutzt wird, im Verdauungstrakt experimentell carcinogene Veränderungen verschiedener
Stadien zu erzeugen. Von derartig erzeugten Tumoren im Magenfundus berichteten erstmals Sugimura und Fujimura (1966, 1967).

Die carcinogene Wirkung von MNNG wurde ebenso von Druckrey et al. (1966) und Schönthal (1970) beschrieben. Justrabo et al. (1975) berichteten von experimentell erzeugten gastrointestinalen Neoplasmen bei gleichzeitigem Auftreten von hepatischen Zysten nach der Applikation von MNNG bei Ratten. Ein besonderer Vorteil der Methode liegt darin, daß MNNG im Trinkwasser verabfolgt werden kann.

Die Transplantation von Tumoren auf andere Versuchstiere wurde über viele Jahre hinweg als wichtiges Kriterium für ihre Malignität angesehen. Solche Transplantationsversuche mit Tumoren, die nach Applikation von MNNG im Trinkwasser bei Ratten im Magen erzeugt wurden, verliefen jedoch bisher erfolglos (Bralow et al., 1973). MNNG zeigt aber im Antrum- und Fundusepithel eine offensichtliche carcinogene Aktivität. Im stark sauren Milieu des Magens wird MNNG unter Freisetzung von HNO_2 in die carcinogen inaktive Substanz N-methyl-N-nitroguanidin umgewandelt. Diese Substanz kann den weiteren Intestinaltrakt passieren, ohne daß es noch zu Interaktionen mit dem epithelialen Gewebe kommt. Durch das MNNG werden die DNA, die RNA als auch die Proteinsynthese der gastrischen Zellen erheblich gestört. McCalla (1968), Craddock (1968) und Lawley (1968) konnten eine DNA-Modifikation durch die Bildung von 7-Methylguanin feststellen. Drahovsky und Wacka (1975) stellten eine Inaktivierung von DNA-methylase-Aktivität fest, welche sie ebenfalls auf die Bildung von 7-Methylguanin im DNA-Molekül als Modifikation der Nucleinsäuren zurückführen.

Justrabo et al. (1975) konnten neben der experimentellen Erzeugung von Tumoren im Magen auch die Bildung hepatischer Zysten in Ratten induzieren, die einer Applikation von MNNG im Trinkwasser über einen Zeitraum von 8 Monaten ausgesetzt waren. Um zu überprüfen, ob die Ultrastruktur der Hepatocyten nach kürzerer Applikationszeit schon pathologische Veränderungen aufzeigt, wurden 5 Monate alte Ratten 8 Wochen lang mit MNNG in einer Konzentration von 83 mg/l im Trinkwasser behandelt. Sie werden bei den nachfolgenden ultrastrukturell-morphometrischen Untersuchungen einer unbehandelten Kontrollgruppe gegenübergestellt. Je 4 Tieren aus der Kontrollgruppe und je 4 Tieren aus der Versuchsgruppe wurde nach Dekapitation aus dem rechten Leberlobus Gewebe entnommen. Dieses wurde nach den unter Kap. 2 aufgeführten Methoden ultrastrukturell und morphometrisch analysiert.

Signifikante Unterschiede zwischen den Kontrolltieren und den mit MNNG behandelten Versuchstieren ergeben sich nach dem t-Test mit einer Signifikanzschwelle von $p < 0,05$ im Volumen der Microbodies, das sich in der Versuchsanordnung von 1,18 % pro ml Hepatocyten in der Kontrollgruppe auf 1,58 ml Hepatocyten bei den mit MNNG behandelten Tieren erhöht (Abb. 3). Ein weiterer signifikanter Unterschied in den Grenzen von $p < 0,05$ ergibt sich beim rauhen und auch beim glatten endoplasmatischen Retikulum. Während die Oberfläche des rauhen endoplasmatischen Retikulums signifikant von 1,25 m^2 auf 1,81 m^2/cm^3 Hepatocyten vermehrt ist, steht dem glatten endoplasmatischen Retikulum mit 3,26 m^2/cm^3 Hepatocyten in der Kontrolle eine Verringerung nach MNNG-Behandlung auf 2,62 m^2 Oberfläche pro cm^3 Hepatocyten gegenüber (Abb. 4). Da MNNG wie ausgeführt eine Hemmung unter anderem der Proteinsynthese zur Folge hat, besteht durchaus berechtigter Verdacht zu der Annahme, daß die Proteinsynthese auch in gewissem Rahmen in den Hepatocyten gehemmt wird. Die mitochondrialen Enzymsysteme scheint MNNG nicht zu beeinflussen; es kann hier keine signifikante Veränderung zwischen den behandelten Tieren und den Kontrolltieren festgestellt werden.

3.1.5. Die quantitative Cytoarchitektur der Rattenleber
       nach Bleiintoxikation

Werden Versuchsratten mindestens 1o Wochen mit Blei belastet,
so berichteten Goyer und Rhyne (1973), treten erste morphologische Cytoplasmaveränderungen auf, wobei das Blei im
Zellkern, in den Lysosomen und in den Mitochondrien konzen-
triert wird. Riede und Mitarb.(1974) injizierten intraperitoneal
14 Tage lang o.2 ml einer 1%igen Bleiacetatlösung, und während
weiterer 14 Tage wurde den Tieren Bleiacetat mit dem Trinkwasser appliziert. Unter diesen Bedingungen konnten die
Autoren ein Absinken der Mitochondrienzahl, eine signifikante
Vermehrung des rauhen endoplasmatischen Retikulums bei gleichzeitiger Verringerung des glatten endoplasmatischen Retikulums feststellen. Die Volumendichte der Lysosomen wurde dabei
ebenfalls um die Hälfte reduziert.

In einer Versuchsreihe mit primär biochemischer Fragestellung
wurde von uns Bleiacetat 12 Wochen im Trinkwasser in einer
Konzentration von o,5 mg/ml männlichen 5 Wochen alten
Wistarratten zugeführt. Diese Bleibelastung lag erheblich
unter der der Versuchsanordnung von Riede und Rohr. Während
der Behandlung wurden die Tiergewichte, die Lebergewichte,
die Bluthämoglubinwerte sowie die Werte für den Bleigehalt
der Lebern kontrolliert. Nach Ablauf der 12 Wochen wurde der
Gehalt der Leber an Cytochrom P-45o untersucht, einem Enzym-
protein, welches analog zur Hämsynthese der Erythroblasten
in der Leberzelle gebildet wird. Ebenso wurde die Aktivität
der Aminopyrindemethylase gemessen, einem Enzym, das in Abhängigkeit vom Gehalt der Leberzelle an Cytochrom P-45o als
Substrat Aminopyrin umsetzt. Des weiteren wurden die Aktivi-
täten der P-nitrophenol-UDP-Glukuronyltransferase und der
Cytochrom-C-Reduktase gemessen.

Signifikante Abweichungen der Lebergewichte und der Blut-
hämoglobinwerte der Versuchstiere von den Kontrolltieren
können während der Behandlungszeit nicht nachgewiesen werden.

Die Konzentration des Bleigehaltes der Leber nimmt bis zum
Ende der Behandlungszeit nur um 60 % zu, während im Knochenmark des Femur das Blei in weit höherem Maße inkorporiert
wird. Die Analyse der genannten Enzymproteine des endoplasmatischen Retikulums läßt erkennen, daß die Behandlung mit
Bleiacetat in jedem Fall zu einem Anstieg der Meßwerte geführt hat. Dieser wird signifikant auf dem Niveau von $p < 0,05$ für die Aminopyrindemethylase und auf dem Niveau $p < 0,01$ für Cytochrom-C-Reduktase.

Um zu überprüfen, ob die morphologische Ultrastruktur der
Hepatocyten mit den biochemischen Befunden Korrelationen aufweist, werden elektronenoptisch-morphometrische Untersuchungen an den Lebern der behandelten Tiere im Vergleich mit den
Kontrolltieren durchgeführt. Den 12 Wochen mit 0,5 mg/ml
Bleiacetat im Trinkwasser behandelten männlichen Wistarratten wurde nach Dekapitation aus dem rechten Leberlobus
Gewebe entnommen und nach den beschriebenen Methoden ultrastrukturell-morphometrisch analysiert.

Bei der Auswertung der 12 Primärparameter zeigt sich, daß
signifikante Veränderungen, wie sie Riede und Rohr beschrieben, bei der Oberfläche der Cristae mitochondriales
in der Tendenz zur Oberflächenvergrößerung bestätigt werden
können, obwohl sie nicht das Signifikanzniveau von $p < 0,05$
erreichen. Ebenso verhält es sich mit dem glatten endoplasmatischen Retikulum, das sich nach Bleibelastung in
der Tendenz als verringert darstellt, ohne jedoch das Signifikanzniveau von $p < 0,05$ zu erreichen. Es zeigt sich jedoch eine signifikante Veränderung ($p < 0,05$) beim rauhen
endoplasmatischen Retikulum, welches sich nach der Bleibelastung stark vermehrt, indem die Oberfläche von $2,24 m^2/cm^3$
auf $3,00 m^2/cm^3$ Hepatocyten ansteigt.

3.2. Feinstrukturell-morphometrische Untersuchungen an menschlichem Biopsiematerial

3.2.1. Morphometrische Basiswerte der menschlichen Leber

Wie oben bereits dargelegt, haben feinstrukturell-morphometrische Auswertungsmethoden in letzter Zeit in der experimentellen Leberpathologie zu guten Ergebnissen geführt. Seit Hess und Mitarbeiter (1973) gezeigt haben, daß auch nadelbioptisch gewonnenes Lebergewebe unter bestimmten Bedingungen für morphometrische Untersuchungen geeignet ist, sind quantitative feinstrukturelle Untersuchungen an menschlichem Lebergewebe methodisch ebenfalls möglich geworden. Bisher liegen jedoch nur wenige morphometrische Arbeiten zu diesem Thema vor. Das dürfte vor allen Dingen darauf zurückzuführen sein, daß die morphometrische Auswertung menschlicher Leberbiopsiezylinder im Vergleich zu tierexperimentellen morphometrischen Untersuchungen erheblich mehr Schwierigkeiten bereitet. Im menschlichen Untersuchungsmaterial sind zwischen den einzelnen Individuen größere Streuungen zu erwarten, als dies in Tierexperimenten der Fall ist; dabei können zum Beispiel genetische Unterschiede eine Rolle spielen, auch zeigt sich eine gewisse Abhängigkeit der quantitativen Feinstruktur der Leber vom Lebensalter. Vor allen Dingen aber ist eine Interpretation von feinstrukturell-morphometrischen Ergebnissen an menschlichem Biopsiematerial schwierig, weil morphometrische Basiswerte von menschlichem Material nur sehr schwer zu gewinnen sind. Eine größere Anzahl von menschlichen normalen Leberbiopsien ist vor allen Dingen aus praktischen und ethischen Gründen schwierig zu erhalten. Da wir uns aber schon seit mehreren Jahren mit den Möglichkeiten feinstrukturell-morphometrischer Untersuchungen an menschlichen Leberbiopsien befaßt hatten, war es uns gelungen, in den letzten Jahren 14 Biopsien von lebergesunden Probanden zu gewinnen.

Diese Biopsien werden mit dem quantitativen Analysesystem
ausgewertet (Roessner et al., 1975). Die Leberbiopsien
wurden von Patienten gewonnen, die folgende Kriterien er-
füllten: 1. keine Leber- und Gallenkrankheiten in der
Anamnese; 2. laborchemisch kein Anhalt für Lebererkrankungen;
3. histologisch normale Leber; 4. elektronenmikroskopisch
regelrechte Leberstruktur; 5. guter Allgemeinzustand. Die
hier ermittelten morphometrischen Basiswerte sollen als
Grundlage für einen Vergleich mit krankhaft verändertem
Lebergewebe dienen.

Zur quantitativen Charakterisierung des Chondrioms wird der
Gesamtvolumenanteil der Mitochondrien, sowie die Anzahl der
Mitochondrien, die Oberfläche der Cristae mitochondriales
und die Oberfläche der Außenmembran ermittelt. Die angegebenen Werte beziehen sich auf einen ml Hepatocyten. Sie sind
für die normale menschliche Leber in der Tabelle 3 zusammen-
gefaßt. Nach unseren Berechnungen beträgt der Volumenanteil
des Chondrioms o,173 cm³/cm³. Es fällt besonders auf, daß
die ermittelten Daten für das Volumen der Mitochondrien relativ konstant sind, der Standardfehler für die 14 ermittelten Werte beträgt o,oo4o8. Auch die Anzahl der Mitochondrien
pro ml Lebergewebe weist bei den 14 untersuchten Fällen einen
vergleichsweise konstanten Wert auf. Die Anzahl beträgt
2o3 x 1o^9 Mitochondrien pro ml Hepatocyten. Der Standardfehler beträgt 13 x 1o^9. Für die Oberfläche der äußeren
Mitochondrienmembran konnte ein Wert von 1,292 m²/cm³ Hepatocyten ermittelt werden (Standardfehler o,o658). Größere
Schwierigkeiten ergeben sich bei der Ermittlung der Oberfläche der Innenmembran, denn es ist bekannt, daß die Dar-
stellbarkeit vom Membranen im elektronenmikroskopischen Bild
von dem Winkel abhängt, den die Membranen zum Elektronen-
strahl bilden. Es werden nur Membranen sichtbar, die im
Schnitt einen Verlauf mehr oder weniger parallel zum Elek-
tronenstrahl im Mikroskop aufweisen. Wenn dem Elektronen-
strahl gegenüber ein bestimmter Kippwinkel überschritten
ist, kann die Membran nicht mehr eindeutig dargestellt
werden. Ein besonderes Problem ist es, daß der kritische
Kippwinkel umso kleiner ist, je dicker der elektronen-

mikroskopische Schnitt ist. Aus diesem Grunde muß bei morphometrischen Untersuchungen grundsätzlich darauf geachtet werden, daß alle Schnitte eine möglichst konstante Dicke aufweisen. Der unter Vorbehalt dieser Schwierigkeiten ermittelte Wert für die Innenmembran beträgt bei dem Kollektiv von 14 Kontrolleberbiopsien 2,374 m²/cm³ (Standardfehler 0,113 m²/cm³). Bei diesem Wert handelt es sich um einen in Hinblick auf die projektionsbedingten Verfälschungen unkorrigierten Wert.

Das Volumen der Microbodies beträgt 0,0098 m²/ml Hepatocyten (Standardfehler 0,00067). Die Anzahl der Microbodies beträgt 58×10^9 (Standardfehler $3,7 \times 10^9$). Zusätzlich wird das Volumen der Lysosomen ermittelt. Es beträgt pro ml Hepatocyten 0,0166 cm³ (Standardfehler 0,00555).

Die Ermittlung des Volumens der interzellulären Gallenkapillaren ist deswegen besonders schwierig, weil Anschnitte der Kapillaren aus statistisch orientierten Bildern vergleichsweise selten angetroffen werden. Daher sind die Schwankungen bei der Ermittlung dieses Parameters naturgemäß sehr groß. Für das untersuchte Kontrollkollektiv beträgt der Volumenanteil der Gallenkapillaren pro ml Hepatocyten 0,0047 cm³ (Standardfehler 0,0005). Ähnliche Schwierigkeiten ergeben sich bei der Ermittlung der Oberfläche der Gallenkapillaren. Da bei dem verwendeten Zählverfahren nicht alle Schnittpunkte der Gallenkapillarenmikrovilli mit der definierten Linienschar ermittelt werden können, muß angenommen werden, daß der hier ermittelte Wert einen systematischen Fehler aufweist und der tatsächliche Wert etwas höher liegen dürfte. Der Mittelwert aus den 14 vorgelegten Leberbiopsien beträgt 0,0526 m²/cm³ Hepatocyten (Standardfehler 0,0081).

Zur Charakterisierung des endoplasmatischen Retikulums werden die Oberfläche des rauhen endoplasmatischen Retikulums und die Oberfläche des glatten endoplasmatischen Retikulums ausgemessen. Die Oberfläche des rauhen endoplasmatischen Retikulums pro ml Hepatocyten beträgt bei dem untersuchten Kollektiv 1,540 m²/cm³. Bei der Ermittlung der Oberfläche des rauhen endoplasmatischen Retikulums ergeben sich bei den einzelnen Patienten relativ große Unterschiede, der Standardfehler beträgt 0,0973. Besondere Schwierigkeiten ergeben sich auch bei der Ermittlung der Oberfläche des glatten endoplasmatischen Retikulums; denn einerseits gelten für die Ermittlung dieses Parameters dieselben Probleme, wie sie für die Oberfläche der Innenmembran der Mitochondrien beschrieben wurden, andererseits kommt hinzu, daß das glatte endoplasmatische Retikulum häufig von Glykogenarealen verdeckt wird. Dabei wird, sofern die Leberparenchymzellen sehr viel Glykogeneinschlüsse enthalten, systematisch weniger glattes endoplasmatisches Retikulum gemessen. Aus den genannten Gründen hat man die Werte, die morphometrisch für diese Parameter ermittelt werden können, als Näherungswerte aufzufassen. Der Mittelwert für das vorliegende Kollektiv beträgt 2,510 m^2/cm^3 Hepatocyten (Standardfehler 0,192).

Als wesentliches Ergebnis dieser morphometrischen Auswertungen an einem Kollektiv von 14 normalen menschlichen Leberbiopsien kann festgehalten werden, daß trotz der erwähnten Einschränkungen in Hinblick auf die zu erwartende Streuung zwischen den einzelnen Individuen der Standardfehler bei der Mittelwertsberechnung aus den 14 Einzelbiopsien für alle morphometrischen Parameter nicht über 10 % des Mittelwertes lag. Dieses Ergebnis weist darauf hin, daß die feinstrukturell-morphometrische Auswertung von menschlichem Leberbiopsiematerial bei einem entsprechenden Ausmaß des Untersuchungsgutes durchaus gesicherte Aussagen ermöglicht.

3.2.2. Zur quantitativen Cytoarchitektur des menschlichen Leberparenchyms bei chronisch aggressiver Hepatitis

Um die Frage zu klären, ob die Leberparenchymzellen von Patienten mit chronisch aggressiver Hepatitis durch die Krankheit bedingte qualitative oder quantitative Veränderungen ihrer Zellorganellen zeigen, wurden von uns Leberpunktate von 16 Patienten mit histologisch und klinisch gesicherter chronisch aggressiver Hepatitis elektronenmikroskopisch untersucht und feinstrukturell-morphometrisch ausgewertet. Bei dieser Untersuchung soll besonders auch die Frage geprüft werden, ob die quantitative Auswertung von pathologisch verändertem menschlichen Lebergewebe unter den Bedingungen, wie sie für die normale Leber beschrieben wurden, möglich ist, oder ob dabei wegen der größeren Heterogenität des Gewebes mit so großen Streuungen gerechnet werden muß, daß morphometrische Analysen nicht mehr praktikabel erscheinen.

Als Ergebnis der Untersuchungen kann zunächst festgestellt werden, daß beim Vergleich der normalen Leberzelle mit der Leberzelle bei chronisch aggressiver Hepatitis nur diskrete Veränderungen beobachtet werden können. Im Vordergrund stehen die Alterationen am Chondriom. Als bemerkenswertester Befund kann festgehalten werden, daß die Anzahl der Mitochondrien in dem Kollektiv von Lebern mit chronisch aggressiver Hepatitis vermindert ist. Sie beträgt 174×10^9 pro ml Hepatocyten (Kontrollwert 203×10^9). Die Werte sind im einzelnen in Tabelle 4 dargestellt. Dieser Unterschied ist signifikant ($p < 0,02$). Die Oberfläche der Innen- und der Außenmembran ist dagegen nicht signifikant verändert sondern nur geringfügig reduziert. Es fällt besonders auf, daß das Volumen der Mitochondrien im Gegensatz zu ihrer Anzahl bei der chronisch aggressiven Hepatitis nicht etwa vermindert sondern sogar leicht erhöht ist. Bei den Kontrollen beträgt das Volumen der Mitochondrien $0,173$ cm³/cm³ Hepatocyten, bei der chronisch aggressiven Hepatitis dagegen $0,185$ cm³/cm³ Hepatocyten. Daraus kann geschlossen werden, daß das einzelne Mitochondrium bei der chronisch aggressiven Hepatitis ein erhöhtes Durchschnittsvolumen aufweist.

Im Gegensatz zu qualitativ gewonnenen Eindrücken erweist
sich die Anzahl der Microbodies bei Lebern mit chronisch
aggressiver Hepatitis als nicht erhöht. Bei dem quantitativ
untersuchten Material beträgt die Anzahl der Microbodies bei
den Kontrollen 58×10^9 pro ml Hepatocyten, bei der chronisch
aggressiven Hepatitis 54×10^9 pro ml Hepatocyten. Als überraschendes Ergebnis kann jedoch festgestellt werden, daß
das Gesamtvolumen der Microbodies, das bei den Kontrollen
o,oo98 cm³/ml Hepatocyten beträgt, bei den Lebern mit chronisch aggressiver Hepatitis stark reduziert ist auf o,oo768.
Dieser Unterschied ist statistisch signifikant ($p < 0,05$).
Hinsichtlich des Volumens der Lysosomen können zwischen den
beiden Gruppen keine Unterschiede nachgewiesen werden.

Auch das Volumen der Gallenkapillaren war in dem hier untersuchten Kollektiv von Lebern mit chronisch aggressiver Hepatitis nicht im Sinne einer Cholestase erhöht. Bei den Kontrollen beträgt das Volumen pro ml Hepatocyten o,oo47 cm³,
bei dem von uns untersuchten Kollektiv von chronisch aggressiver Hepatitis o,oo469. Auch die Oberfläche der Gallenkapillaren weist zwischen den beiden Versuchsgruppen keine Unterschiede auf. Bei den Kontrollen beträgt sie o,o526 m²/cm³
Hepatocyten, bei chronisch aggressiver Hepatitis o,o580 m²/cm³
Hepatocyten.

Die Oberfläche des rauhen endoplasmatischen Retikulums ist
bei der chronisch aggressiven Hepatitis vermindert. Sie beträgt 1,126 m²/cm³ Hepatocyten ($p < 0,05$). Es bleibt zu
klären, inwieweit diese Verminderung des rauhen endoplasmatischen Retikulums bei den Lebern mit chronisch aggressiver
Hepatitis auf die Therapie, insbesondere auf die Applikation
von Cortison zurückzuführen ist. Das glatte endoplasmatische
Retikulum ist bei dem Kollektiv mit chronisch aggressiver
Hepatitis ebenfalls vermindert. Es beträgt in diesem Falle
2,321 m²/cm³, während es bei den Kontrollen dagegen 2,510
m²/cm³ beträgt. Obwohl der Unterschied groß ist, ist er

statistisch nicht zu sichern, denn, wie schon erwähnt, ergeben sich bei der Messung des glatten endoplasmatischen Retikulums methodisch außerordentliche Schwierigkeiten.

Das Volumen der Sinusoide einschließlich Endothelzellen, von Kupffer'schen Sternzellen und der Disse'schen Räume, das lichtmikroskopisch ermittelt wurde, ist bei den Biopsien mit chronisch aggressiver Hepatitis signifikant vermindert. Dagegen ist das Volumen der Hepatocyten erhöht. Das Volumen der Zellkerne ist bei der Gruppe mit chronisch aggressiver Hepatitis leicht herabgesetzt, die Anzahl der Zellkerne pro ml Leberparenchym leicht erhöht. Die beiden letzten Befunde sind statistisch jedoch nicht zu sichern, so daß ihnen keine größere Bedeutung zukommt.

Zusammenfassend zeigt die morphometrische Untersuchung von Leberbiopsien mit chronisch aggressiver Hepatitis folgende Ergebnisse. Beim Vergleich mit der normalen Leber finden sich einige deutliche statistisch gesicherte Abweichungen. So ist insbesondere bei gleichbleibendem bzw. leicht erhöhten Gesamtvolumen die Anzahl der Mitochondrien des Leberparenchyms bei der chronisch aggressiven Hepatitis herabgesetzt. Bezüglich der Microbodies ergibt sich ein deutlich erniedrigtes Gesamtvolumen bei praktisch gleichbleibender Anzahl. Das glatte endoplasmatische Retikulum erfährt bei chronisch aggressiver Hepatitis eine deutliche Reduktion seiner Oberfläche. Auch die Oberfläche des rauhen endoplasmatischen Retikulums ist stark verringert. Im ganzen gesehen kann gesagt werden, daß sich die quantitative Cytoarchitektur des Hepatocytengewebes bei Patienten mit chronisch aggressiver Hepatitis nur geringfügig von der Cytoarchitektur der normalen menschlichen Leber unterscheidet. Die statistische Auswertung der erhobenen Ergebnisse weist weiterhin darauf hin, daß auch bei krankhaft verändertem Lebergewebe die Streuung zwischen den einzelnen Individuen nicht wesentlich größer ist als bei normalen menschlichen Lebern.

3.2.3. Morphometrische Befunde am normalen menschlichen Herzmuskel

Zahlreiche elektronenmikroskopische Untersuchungen an menschlichem und tierischem Herzmuskelmaterial haben im wesentlichen ein einheitliches und reproduzierbares Schädigungsmuster ergeben. Je nach Art der Grundkrankheit oder Fragestellung im Tierexperiment konnte eine bevorzugte Schädigung verschiedener Zellorganellen auf ultrastruktureller Ebene beobachtet werden (Ganote et al., 1975; Hearse und Stewart, 1974; Unger und Ratliff, 1975). Auch bei bioptisch gewonnenem Herzmuskelgewebe vom Menschen sind zahlreiche ultrastrukturelle Alterationen beschrieben worden (Ferrans et al., 1975; Ferrans et al., 1975; Kajihara et al., 1973; Maron et al., 1975). Über Vermehrung von Zellorganellen sind rein subjektiv quantitative Aussagen gemacht worden.

In der hier durchgeführten Studie sollen zunächst Basisparameter über prozentuale Zusammensetzung und Verteilung von Organellen in einer Herzmuskelzelle erarbeitet werden. In einem weiteren Arbeitsgang sollen die Herzmuskelalterationen bei verschiedenen Herzfehlern quantitativ morphometrisch erfaßt werden. Die Untersuchungen umfassen die Muskulatur des linken Ventrikels, die bei den meisten Herzvitien durch eine Druck- oder Volumenbelastung reaktiv alteriert ist. Naturgemäß ist es unmöglich, normales menschliches Herzmuskelgewebe für elektronenmikroskopische Untersuchungszwecke zu erhalten. Aus dem zur Verfügung stehenden Untersuchungsmaterial wurde deshalb Gewebe ausgesucht, das aus weitgehend normalen Herzmuskeln stammt: Es wurden linke Ventrikel gewählt, bei denen eine Druck- und Volumenbelastung aufgrund der Katheter- und Operationsbefunde ausgeschlossen werden konnte. Aus über 3oo Patientenbiopsien wurden 9 Patienten einer Altersgruppe von 5 bis 15 Jahren und 9 einer Altersgruppe von 35 bis 78 Jahren ausgesucht.

Dabei lag bei den jungen Patienten ein Foramen ovale persistens oder ein Vorhofseptumdefekt (ASD) I-II. Grades vor, während bei den alten Patienten solche mit einem Vorhofseptumdefekt II. Grades oder einer reinen Mitralstenose III-IV. Grades ausgewählt wurden. Es wird davon ausgegangen, daß entzündliche Erkrankungen des Myokards sich überwiegend interstitiell ohne Mitbeteiligung der Herzmuskelzellen abspielen.

Die Biopsien wurden jeweils an derselben Stelle aus dem linken Ventrikel unter gleichen operativen Bedingungen entnommen und der elektronenmikroskopischen Aufarbeitung zugeführt, wie sie oben bereits beschrieben wurde. Das Biopsiematerial von jedem Patienten wurde in 6 Blöcke aufgeteilt. Die elektronenmikroskopische Untersuchung erfolgt mit dem Philips EM 3o1 bei den beiden Primärvergrößerungen von 2.000 x und 7.2oo x. Jeweils pro Block wurden 6 Mikrofotografien angefertigt. Pro Patient und Probeexzision erhalten wir somit 72 Fotografien. Insgesamt basiert unsere Untersuchung auf der Auswertung von 1.296 Fotografien. Auf elektronenoptischer Ebene wird das Volumen der Mitochondrien, das Volumen der Myofibrillen, das Volumen des Cytoplasmas, die Anzahl der Mitochondrienanschnitte, die Oberflächendichte der Mitochondrienaußenmembran sowie die Oberflächendichte der Cristae mitochondriales bestimmt. Parallel wird von jedem Gewebeblock ein lichtmikroskopisches Präparat bei einer Vergrößerungsstufe von 1.175 x ausgewertet. Dabei wird die relative Volumenfraktion der Herzmuskelzellen bestimmt. Die gewonnenen Einzeldaten sind dem Diagramm 5 zu entnehmen.

Die Mittelwerte der Volumendichten der Mitochondrien, der Myofibrillen und des freien Cytoplasmas sowie die Anzahl der Mitochondrienanschnitte pro Testfläche, die Oberfläche der äußeren Mitochondrienmembranen und die Oberfläche der Cristae mitochondriales der einzelnen Patienten zeigen je-

weils innerhalb ihrer beiden Altersgruppen eine weitgehende
Übereinstimmung. Geringfügige Unterschiede innerhalb der
Gruppen müssen aufgrund des t-Tests als nicht signifikant
bezeichnet werden.

Beim Vergleich der Mittelwerte der oben aufgeführten Parameter der jungen mit der alten Altersgruppe können ebenfalls keine Unterschiede festgestellt werden, auftretende geringfügige Abweichungen beim Parameter Volumen Cytoplasma erweisen sich als nicht signifikant.

Im einzelnen nehmen in Herzmuskelzellen von jungen Patienten die Mitochondrien ca. 34,5 % des Zellvolumens ein, bei alten Patienten 34,1 % des Zellvolumens. Das Volumen der Myofibrillen macht bei jungen Patienten 47,1 %, bei alten 52 % des Gesamtzellvolumens aus. Es kommt demnach zu einer geringfügigen Vermehrung der Myofibrillen im Alter bei gleichem Mitochondrienvolumen. Vergleicht man den prozentualen Anteil des freien Cytoplasmas, so macht er bei jungen Probanden 17,4 %, bei alten 13,2 % aus. Der Anteil des strukturlosen Cytoplasmas der Herzmuskelzellen nimmt im Alter also bei gleichzeitiger Zunahme des Volumens der Myofibrillen ab. Die Anzahl der Mitochondrienanschitte ist gering different, sie beträgt bei jungen Patienten $74,6 \times 10^6$ pro cm² Tes-fläche, bei alten dagegen $89,4 \times 10^6$ pro cm² Testfläche. Sowohl bei der Gruppe der jungen als auch bei der Gruppe der alten Patienten beträgt die Oberflächendichte der Mitochondrienaußenmembranen im Mittel $26,6 \times 10^3$ pro cm² und die Oberflächendichte der Cristae mitochondriales $119,2 \times 10^3$ pro cm² Testfläche.

Neben ultrastrukturell-morphometrischen Untersuchungen werden lichtmikroskopisch-morphometrische Untersuchungen durchgeführt. Die Auswertung der Präparate, bei denen der Anteil der Herzmuskelzellen und des Interstitiums am Gewebe auf lichtmikroskopischer Ebene untersucht wird, ergibt eben-

falls eine gute Übereinstimmung innerhalb der beiden Gruppen
sowie beim Vergleich der beiden Altersgruppen gegeneinander.
68,5 % des Gewebes bei jungen Patienten und 7o % bei alten
Patienten wird von Herzmuskelzellen eingenommen, wohingegen
31,5 % sowie 3o % auf die interstitiellen Anteile entfallen,
i.E. Bindegewebszellen, kollagene Fasern, mesenchymale
Matrix, Kapillaren, Arteriolen, Venolen und Nerven.

Die hier erhobenen Befunde sind als Basisparameter für die
morphometrische Analyse pathologisch veränderter Herzmuskelzellen (z.B. bei druck- und/oder volumenbelastenden Herzvitien) von entscheidender Bedeutung. Die in weiteren Unter-
suchungsgängen zu ermittelnden Werte können unmittelbar mit
den hier erstellten Normwerten verglichen werden. Aufgrund
des vorstehend durchgeführten Vergleichs der Altersgruppen,
der keine altersspezifischen Unterschiede ergibt, können in
weiteren Untersuchungen altersbedingte Alterationen der
Ultrastruktur der Herzmuskelzelle weitgehend ausgeschlossen
werden.

3.3. Quantitativ-feinstrukturelle Befunde an experimentell erzeugten Tumoren im Drüsenmagen der Ratte

5 Tumoren im Drüsenmagen der Ratte, die durch orale Applikation von N-ethyl-N'-nitro-N-nitrosoguanidin oder N-methyl-
N'-nitro-N-nitrosoguanidin nach der von Sugimura (1967)
angegebenen Methode erzeugt waren, werden in dieser Studie
feinstrukturell-morphometrisch ausgewertet. Die Ergebnisse
werden mit Befunden, die an Drüsenzellen aus dem Antrumbereich normaler Ratten erhoben worden sind, verglichen.

Bei den Tumoren handelt es sich in 4 Fällen um histologisch
gesicherte Adenocarcinome und in einem Fall um eine adenomatöse Proliferation. Die Adenocarcinome zeigen eine In-

vasion in die Serosa. Die adenomatöse Proliferation ist auf
die Tunica muscularis propria beschränkt. Bei der quantitativen Untersuchung werden jeweils 40 Zellen aus dem Oberflächenbereich und 40 Zellen aus dem Invasionsbereich der
Tumoren ausgewertet. Als Kontrollen werden 80 Zellen aus dem
Halsbereich normaler Antrumdrüsen ausgewertet. Da es sich
bei der Magenschleimhaut um eine nicht isotrop organisierte
Struktur handelt, wird darauf verzichtet, die morphometrischen
Parameter auf dreidimentionale Verhältnisse umzurechnen. Es
werden vielmehr die Strecken und Flächen auf den zweidimensionalen Zellanschnitten vermessen. Dabei werden nur solche
Zellanschnitte ausgewählt, bei denen sowohl die Basalmembran
als auch die zum Lumen gerichtete Oberfläche angeschnitten
sind.

Die Ergebnisse (Tabelle 1) zeigen deutliche Unterschiede
zwischen den normalen Drüsenzellen aus dem Antrumbereich und
den Zellen der Tumoren. Dabei fällt zunächst besonders auf,
daß die Kern/Plasmarelation im Falle der histologisch gesicherten Carcinome (NG-15-h, NG-15-K, NG-15-i, ENG-7) eine
deutliche Erhöhung im Vergleich zu den Kontrollen aufweist.
Weiterhin wird festgestellt, daß hinsichtlich der Kern/
Plasmarelation erhebliche Unterschiede zwischen dem oberflächlichen und dem invasiven Bereich der Carcinome bestehen:
Im invasiven Bereich der Carcinome ist die Kern/Plasmarelation erheblich höher als im oberflächlichen Bereich. Vollkommen andere Verhältnisse finden sich bei der adenomatösen
Proliferation (ENG-8). In diesem Fall liegt die Kern/Plasmarelation sowohl im oberflächlichen als auch im Proliferationsbereich auf dem Niveau der Kontrollen.

Beim Vermessen des rauhen endoplasmatischen Retikulums werden
ebenfalls deutliche Unterschiede zwischen den Tumoren und
den Kontrollzellen gefunden. Im Oberflächenbereich der Carcinome ist das rauhe endoplasmatische Retikulum jeweils erheblich stärker ausgeprägt als in den Kontrollzellen aus dem
Halsbereich der normalen Antrumdrüsen. Im Invasionsbereich

der Carcinome dagegen ist das rauhe endoplasmatische Retikulum im Vergleich zum Oberflächenbereich erheblich vermindert und befindet sich etwa auf dem Niveau der Kontrollzellen.

Der Gehalt der Zellen an Mucingranula zeigt vergleichbare Veränderungen: Der Gehalt der Zellen aus dem Invasionsbereich an Mucingranula ist im Vergleich zu den Zellen aus dem Oberflächenbereich deutlich vermindert. Für das rauhe endoplasmatische Retikulum und die Mucingranula finden sich bei der adenomatösen Proliferation vollkommen andere Verhältnisse. In diesem Fall ist das rauhe endoplasmatische Retikulum in den Zellen aus dem Proliferationsbereich am stärksten ausgeprägt und auch die Mucingranula sind in den Zellen aus dem Proliferationsbereich häufiger vorhanden als in den Zellen aus dem Oberflächenbereich.

Zur Interpretation der hier erhobenen Befunde kann zunächst gesagt werden, daß die Erhöhung der Kern/Plasmarelation in Carcinomzellen ein seit vielen Jahren bekannter Befund ist. Bei der vorliegenden Untersuchung hat jedoch die besonders genaue Bestimmung der Kern/Plasmarelation im feinstrukturellen Bereich es ermöglicht, Unterschiede zwischen den oberflächlichen und den Zellen aus dem Invasionsbereich der Carcinome zu finden. Auch im Hinblick auf das rauhe endoplasmatische Retikulum und die Mucingranula hat die Untersuchung erhebliche Unterschiede zwischen den oberflächlichen und den Zellen aus dem Invasionsbereich ergeben. Verglichen mit Zellen aus dem Regenerationsbereich der normalen Antrumdrüsen zeigen die Zellen aus dem Oberflächenbereich der Carcinome eine irreguläre Differenzierung zu oberflächlichen Drüsenzellen; denn bekanntlich sind die oberflächlichen Drüsenzellen im Vergleich zu den Zellen aus dem Regenerationsbereich der Antrumdrüsen durch eine Zunahme an rauhem endoplasmatischen Retikulum und Mucingranula bei abnehmender Kern/Plasmarelation charakterisiert. In den oberflächlichen

Carcinomzellen findet sich sowohl eine Zunahme von rauhem
endoplasmatischem Retikulum und Mucingranula als auch eine
Zunahme der Kern/Plasmarelation. Deswegen möchten wir die
Differenzierung der oberflächlichen Carcinomzellen als irregulär
bezeichnen. Die Zellen aus dem Invasionsbereich der
Carcinome zeigen eine noch höhere Kern/Plasmarelation bei
sehr geringer Entwicklung des endoplasmatischen Retikulums
und der Mucingranula. Dieser Befund scheint uns darauf hinzudeuten,
daß die Zellen aus dem Invasionsbereich der Carcinome
durch zunehmende Entdifferenzierung der oberflächlichen
Carcinomzellen entstehen können.

4. Schlußbetrachtung

Die vorgelegten morphometrischen Untersuchungen an tierexperimentell
gewonnenem Gewebe und an menschlichem Biopsiematerial
haben in Übereinstimmung mit den morphometrischen Untersuchungsergebnissen
anderer Autoren, wie sie in der letzten
Zeit zunehmend publiziert wurden, zu zahlreichen neuen Ergebnissen
geführt. Die Tatsache, daß in der neueren Literatur
der medizinischen und biologischen Forschung zunehmend morphometrische
Untersuchungsergebnisse publiziert werden, ist
sicher zum großen Teil darauf zurückzuführen, daß die Entwicklung
von Auswertungssystemen und relativ preisgünstigen
Taschrechnern in den letzten Jahren den Zeitaufwand für
morphometrische Untersuchungen erheblich reduziert hat. Die
von uns benutzte halbautomatische Anlage hat sich für morphometrische
Untersuchungen im feinstrukturellen Bereich besonders
bewährt, denn einerseits wird durch dieses System
der Arbeitsaufwand für die Auswertung erheblich ökonomisiert,
andererseits verbleibt im Gegensatz zu automatischen Systemen
die Einordnung der Bildstrukturen allein beim Untersucher,
so daß in diesem Punkt ein durch den Apparat bedingter

Fehler ausgeschlossen ist. Wie die vorgelegten Ergebnisse zeigen, ermöglicht die Quantifizierung der Feinstruktur insbesondere eine exakte Korrelation der morphologischen Befunde mit biochemischen oder serochemischen Befunden. Daher empfiehlt es sich, künftig von der Möglichkeit der Quantifizierung der morphologischen Befunde mit Auswertungssystemen, wie dem hier benutzten, verstärkt Gebrauch zu machen.

Unsere Untersuchungen haben auch gezeigt, daß bei der Benutzung eines halbautomatischen Auswertungssystems der erforderliche Zeitaufwand noch zu groß ist, um morphometrische Untersuchungsergebnisse für die Diagnostik nutzbar zu machen. Es ist daher anzunehmen, daß die morphometrische Analyse nach der von Weibel (1966) angegebenen Methode und in der hier beschriebenen Weise durchgeführt bei der Lösung von Forschungsaufgaben zunehmend Anwendung finden wird. Eine Verwendung von morphometrischen Untersuchungen in der histopathologischen oder cytopathologischen Diagnostik ist bis heute dagegen kaum möglich, weil der Zeitaufwand für die Untersuchung noch zu groß ist. Ob es auch gelingen wird, quantitative histopathologische und cytopathologische Untersuchungsergebnisse für die Diagnostik nutzbar zu machen, dürfte von den Fortschritten auf dem Gebiet der automatischen Bildanalyse abhängen.

Literatur

Azarnoff, D.L., Tucker, D.R., Barr, G.A. — Metabolism 14, 959-965 (1965)

Best, M.M., Duncan, C.H. — J. Lab. Clin. Med. 64, 634-642 (1964)

Bralow, S.P., Gruenstein, M., Meranze, D.R. — Oncology 27, 168-180 (1973)

Craddock, V.M. — Biochem. J. 106, 921 (1968)

Delesse, M.A. — Compt. rend. Acad. Sc. 25, 544 (1847)

DeDuve, C., Baudhuin, P. — Physiol. Rev. 46, 323-357 (1966)

Drahovsky, D., Wacker, A. — Europ. J. Cancer 11, 517-519 (1975)

Druckrey, H., Preussmann, R., Ivankovic, S., So, B.T., Schmidt, C.H., Bucheler, J. — Z. Krebsforsch. 68, 87-102 (1966)

Ferrans, V.J., Jones, M., Maron, B.J., Roberts, W.C. — Am. J. Path. 78, 427-446 (1975)

Ferrans, V.J.,   J. Mol. Cell. Cardiol. 7, 373-386
Maron, B.J.,   (1975)
Buja, L.M.,
Ali, N.,
Roberts, W.C.

Ganote, Ch.E.,   Am. J. Path. 8o, 419-438 (1975)
Seabra-Gomes, R.,
Nayler, W.G.,
Jennings, R.B.

Glagoleff, A.A.   Tr. Inst. Econ. Min. and Metal.
                           Moskau 59 (1933)

Goyer, R.A.,   Internat. Rev. exp. Path. 12, 1
Rhyne, B.C.   (1973)

Hearse, D.J.,   Lancet 9, 192-194 (1974)
Stewart, D.A.

Hennig, A.   Mikroskopie 11, 1 (1956)

Hess, F.A.,   Europ. J. clin. Invest. 3, 451
Weibel, E.R.,   (1973)
Preisig, R.

Hilliard, J.E.,   Tr. Aime 221, 344 (1962)
Cahn, J.W.

Hruban, Z.,   Lab. Invest. 3o, 64-75 (1974)
Gotoh, M.,
Slesers, A.,
Chou, S.-F.

Justrabo, E., Martin, M.S., Michiels, R., Martin, F., Bastien, H., Knopf, J.F., Cabanne, F. Path. Europ. 1o, 61-71 (1975)

Kajihara, H., Taguchi, K., Hara, H., Iijima, S. Acta Path. Jap. 23, 335-347 (1973)

Lawley, P.D. Nature 218, 58o-581 (1968)

Loud, A.O. J. Cell Biol. 15, 481 (1962)

Magnusson, G. Acta Pharmacol. (Kbh.) 2o, Suppl. 3, 1-95 (1963)

Mandell, J., Greenberg, J. Biochem. Biophys. Res. Comm. 3, 575-577 (196o)

Maron, B.J., Ferrans, V.J., Roberts, W.C. Am. J. Path. 79, 387-414 (1975)

McCalla, D.R. Biochim. Biophys. Acta 155, 114-12o (1968)

Paget, G.E. J. Atheroscler. Res. 3, 729-736 (1963)

Reddy, J., Chiga, M., Svoboda, D. Biochem. Biophys. Res. Comm. 43, 318-324 (1971)

Reith, A.,   Lab. Invest. 29, 229 (1973)
Fuchs, S.

Riede, U.N.,   Beitr. Path. 152, 383-394 (1974)
Rasser, Y.M.,
Rohr, H.P.

Roessner, A.,   Verh. Dtsch. Ges. Path. 59, 579
van Husen, N.,   (1975)
Blanke, G.,
Kolde, G.,
Themann, H.

Roessner, A.,   Acta hepatogastroenterologica
Themann, H.,   (im Druck)
Schriewer, H.,
Rauen, H.M.

Roessner, A.,   Res. exp. Med. (im Druck 1976)
Uchida, Y.,
van Husen, N.,
Gerlach, U.,
Witting, U.,
Themann, H.

Rohr, H.P.   Verh. Dtsch. Ges. Anat. 79, 138
                              (1974)

Rohr, H.P.,   (im Druck)
Oberholzer, M.,
Bartsch, G.,
Keller, M.

Rosiwal, A.   Verhandl. K.K. Geol. Reichsanstalt
                              Wien 143 (1898)

Schaffner, F., Bacchin, P., Hutterer, F., Scharnbeck, H., Sarkozi, K., Denk, H., Popper, H.
Gastroenterology 6o, 888 (1971)

Schoental, R., Bensted, J.P.M.
Brit. J. Cancer 23, 757-764 (197o)

Sugimura, T., Nagao, M., Okado, Y.
Nature 21o, 962-963 (1966)

Sugimura, T., Fujimura, S.
Nature 216, 943-944 (1967)

Svoboda, D.J., Azarnoff, D.J.
J. Cell Biol. 3o, 442-45o (1966)

Thorp, J.M. Waring, W.S.
Nature (London) 194, 948-949 (1962)

Unger, St.W., Ratliff, N.B.
Am. J. Path. 8o, 471-476 (1975)

Weibel, E.R., Stäubli, W., Gnägi, H.R., Hess, F.A.
J. Cell Biol. 42, 68-91 (1969)

Weibel, E.R., Kistler, G.S., Schwerle, W.F.
J. Cell Biol. 3o, 23-28 (1966)

Weibel, E.R.   Springer 1963, Berlin-Göttingen-
                          Heidelberg

Weibel, E.R.   Lab. Invest. 12, 131 (1963)

Weibel, E.R.,   J. Appl. Physiol. 17, 343 (1962)
Gomez, D.M.

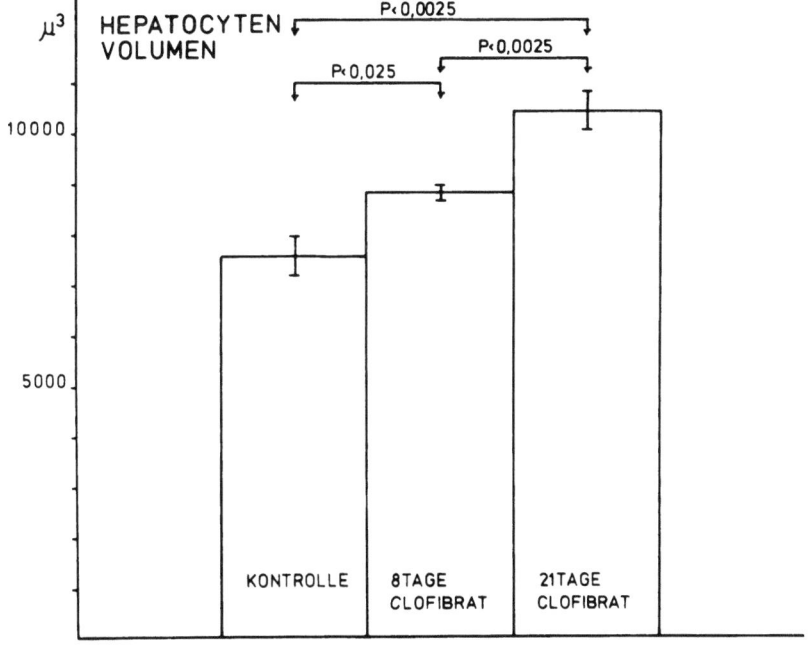

Abb. 1

Mittleres Einzelzellvolumen der Hepatocyten in μ^3.

p - Signifikanzschwelle der Gruppen gegeneinander.

Die Balken an der Spitze der einzelnen Säulen repräsentieren den jeweiligen Standardfehler des Mittelwerts.

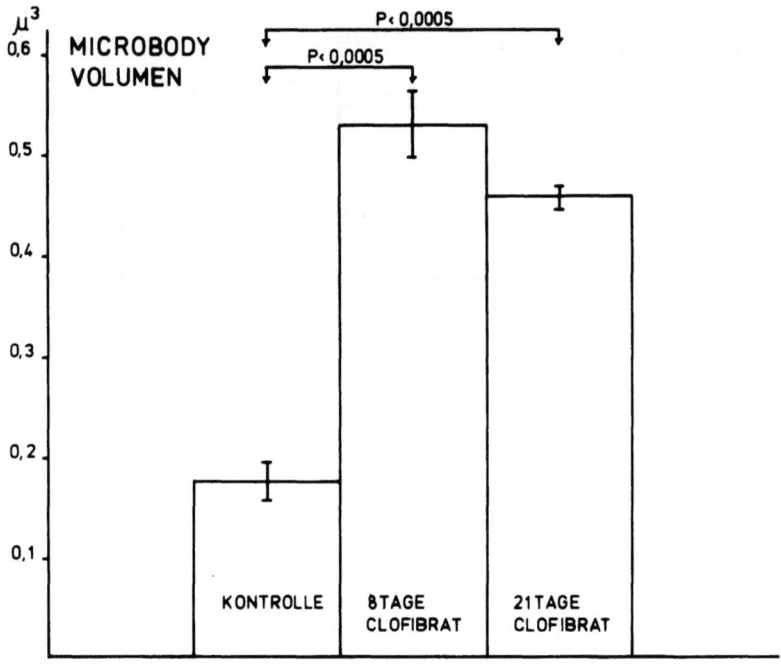

Abb. 2

Mittleres Einzelvolumen der Microbodies in μ^3.
p - Signifikanzschwelle der Gruppen gegeneinander.
Die Balken an der Spitze der einzelnen Säulen repräsentieren
den jeweiligen Standardfehler des Mittelwertes.

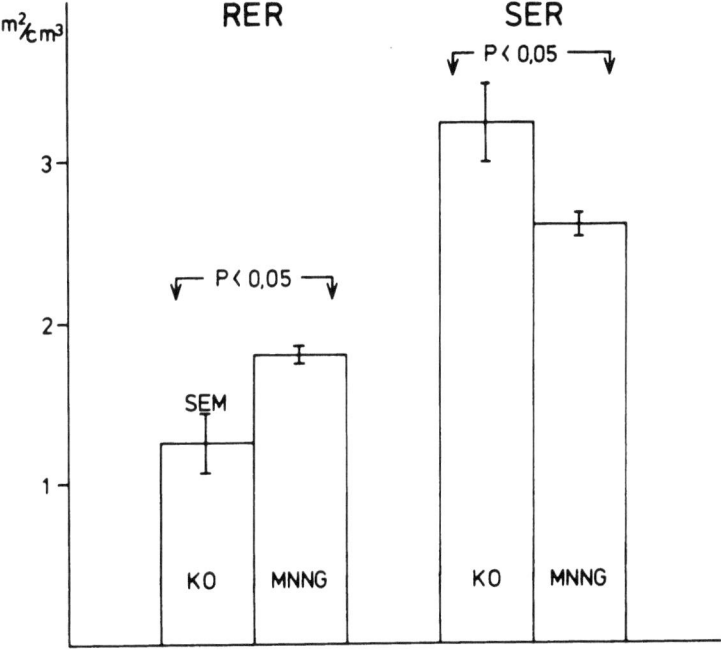

Abb. 3
Oberfläche des endoplasmatischen Retikulums in m^2/cm^3 Hepatocyten.

RER	- rauhes endoplasmatisches Retikulum
SER	- glattes endoplasmatisches Retikulum
p	- Signifikanzschwelle der Gruppen gegeneinander
SEM	- Standardfehler des Mittelwertes
KO	- Kontrollgruppe
MNNG	- Versuchsgruppe

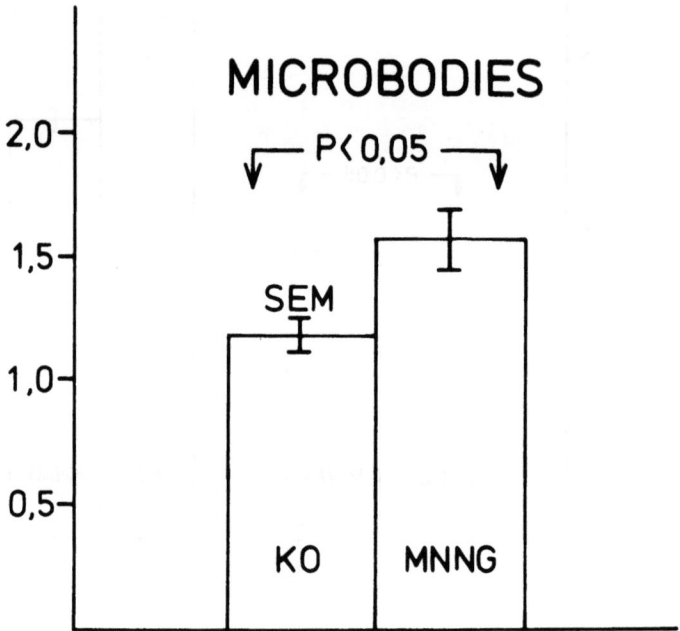

Abb. 4

Volumen der Microbodies in %/cm³ Hepatocyten.

p   - Signifikanzschwelle der Gruppen gegeneinander
SEM - Standardfehler des Mittelwertes
KO - Kontrolltiere
MNNG - Versuchstiere

ELEKTRONENMIKROSKOPISCHE ERGEBNISSE

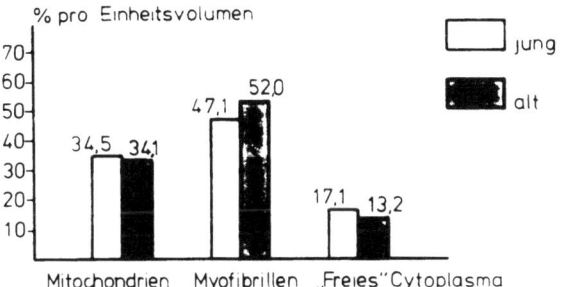

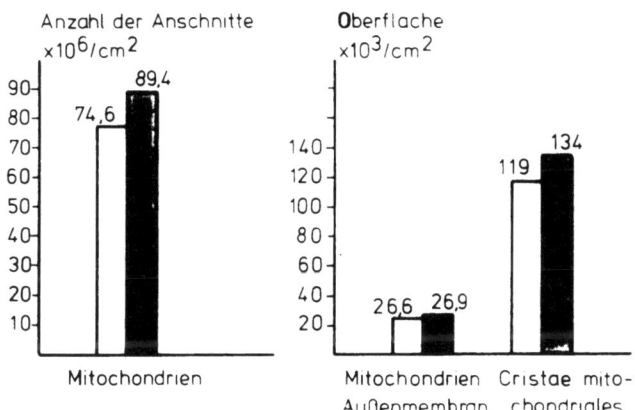

Abb. 5

Gegenüberstellung der jungen und der alten Patientengruppe.
Elektronenmikroskopische Ergebnisse:
a) % pro Einheitsvolumen der Mitochondrien, Myofibrillen und des "freien" Cytoplasmas.
b) Anzahl der Anschnitte der Mitochondrien x $10^6/cm^2$.
c) Oberfläche x $10^3/cm^2$ der Mitochondrienaußenmembran und der Cristae mitochondriales.

	Ko	Ng-15-h		Ng-15-K		ENG-7		NG-15-i	ENG-8		Dim.
		Obf.	Inv.	Obf.	Inv.	Obf.	Inv.	Inv.	Obf.	Inv.	
$\frac{Kern}{Plasma} \times 100$	34,11	41,15	68,59	29,01	73,02	49,98	71,51	77,83	37,00	32,15	μ^2
	1,57	2,63	6,70	1,85	4,29	6,11	4,47	8,96	2,49	2,74	μ^2
p		0,016	0,016	0,055	0,000	0,016	0,000	0,000	0,310	0,500	
Fl.Muc.	6,94	11,31	1,21	15,01	1,11	5,89	0,96	0,30	3,77	5,90	μ^2
	1,14	1,48	0,34	2,35	0,23	0,87	0,21	0,05	0,69	0,89	
p		0,05	0,001	0,001	0,001	0,60	0,001	0,001	0,10	0,10	
$L_{RER.}$	23,67	42,69	23,85	82,89	29,44	35,29	23,83	24,81	38,51	68,14	μ
	1,41	2,55	1,71	5,02	2,57	4,32	3,67	2,52	4,03	4,68	
p		0,001	0,95	0,001	0,05	0,005	0,700	0,700	0,001	0,001	
$N_{Mit.}$	10,58	14,10	17,58	12,90	8,70	11,25	10,75	10,93	15,48	13,60	—
	0,17	1,02	1,90	1,03	0,66	0,74	1,11	0,96	0,94	0,82	
p		0,001	0,001	0,02	0,025	0,500	0,900	0,800	0,001	0,001	

Tab. 1: Feinstrukturell-quantitative Unterschiede zwischen Drüsenzellen aus dem normalen Antrumbereich des Magens und den Tumorzellen. Angegeben sind jeweils der Mittelwert, der Standardfehler und die Signifikanzschwelle des Unterschiedes gegenüber den Kontrollen (Ng-15-h, Ng-15-K, ENG-7, NG-15-i: Carcinome; ENG-8: adenomatöse Proliferation).

$\frac{Kern}{Plasma} \times 100$: Kern/Plasmarelation x 100

Fl.Muc.   : Fläche der angeschnittenen Mucingranula

L_{RER} : Länge der angeschnittenen Membranen des rauhen endoplasmatischen Retikulums

$N_{Mit.}$: Anzahl der Mitochondrienanschnitte

FORSCHUNGSBERICHTE
des Landes Nordrhein-Westfalen

*Herausgegeben
im Auftrage des Ministerpräsidenten Heinz Kühn
vom Minister für Wissenschaft und Forschung Johannes Rau*

Die »Forschungsberichte des Landes Nordrhein-Westfalen« sind in zwölf Fachgruppen gegliedert:

Wirtschafts- und Sozialwissenschaften
Verkehr
Energie
Medizin/Biologie
Physik/Mathematik
Chemie
Elektrotechnik/Optik
Maschinenbau/Verfahrenstechnik
Hüttenwesen/Werkstoffkunde
Metallverarb. Industrie
Bau/Steine/Erden
Textilforschung

Die Neuerscheinungen in einer Fachgruppe können im Abonnement zum ermäßigten Serienpreis bezogen werden. Sie verpflichten sich durch das Abonnement einer Fachgruppe nicht zur Abnahme einer bestimmten Anzahl Neuerscheinungen, da Sie jeweils unter Einhaltung einer Frist von 4 Wochen kündigen können.

WESTDEUTSCHER VERLAG
5090 Leverkusen 3 · Postfach 300 620

MIX
Papier aus verantwortungsvollen Quellen
Paper from responsible sources
FSC® C105338

If you have any concerns about our products,
you can contact us on
ProductSafety@springernature.com

In case Publisher is established outside the EU,
the EU authorized representative is:
**Springer Nature Customer Service Center GmbH
Europaplatz 3, 69115 Heidelberg, Germany**

Printed by Libri Plureos GmbH
in Hamburg, Germany